Dr. P. Veeramuthumari
Dr. Subramanian Anjanapriya

Identificação do polimorfismo do gene CTLA-4 no hipertireoidismo de Graves

Dr. P. Veeramuthumari
Dr. Subramanian Anjanapriya

Identificação do polimorfismo do gene CTLA-4 no hipertireoidismo de Graves

Um Guia de Investigação

ScienciaScripts

Imprint

Any brand names and product names mentioned in this book are subject to trademark, brand or patent protection and are trademarks or registered trademarks of their respective holders. The use of brand names, product names, common names, trade names, product descriptions etc. even without a particular marking in this work is in no way to be construed to mean that such names may be regarded as unrestricted in respect of trademark and brand protection legislation and could thus be used by anyone.

Cover image: www.ingimage.com

This book is a translation from the original published under ISBN 978-620-5-51039-1.

Publisher:
Sciencia Scripts
is a trademark of
Dodo Books Indian Ocean Ltd. and OmniScriptum S.R.L Publishing group
Str. Armeneasca 28/1, office 1, Chisinau MD-2012, Republic of Moldova, Europe
Printed at: see last page
ISBN: 978-620-5-38644-6

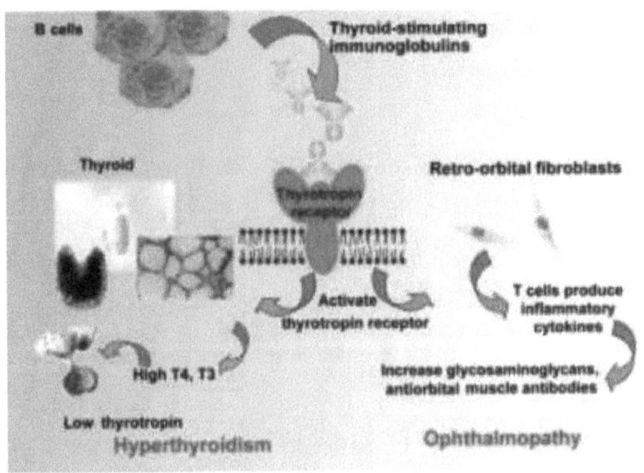

IDENTIFICAÇÃO DO POLIMORFISMO DO GENE CTLA-4 NO HIPERTIROIDISMO DOS TÚMULOS

Um Guia de Investigação

Este livro pretende ser um livro de referência para investigadores na área da Biologia.

O presente livro é o resultado dos resultados da identificação do polimorfismo do gene CTLA-4 no hipertiroidismo dos túmulos são explicados em pormenor pelo autor. O objectivo do livro é fornecer uma introdução abrangente ao tema da Biologia, que é muito útil para os investigadores. Na preparação do texto, o autor teve especial cuidado em apresentar os tópicos de uma forma coerente, simples e directa.

Este livro está amplamente classificado em seis conteúdos: **INTRODUÇÃO, METODOLOGIA, RESULTADOS, DISCUSSÃO, REFERÊNCIAS** e **APÊNDICES.** Gostámos muito enquanto preparávamos este livro também para os subcapítulos. A minha visão deste livro é que ele seja elaborado com mais tecnologia de materiais e deve ser a orientação completa para o **'polimorfismo do gene CTLA-4'**.

Estamos gratos a Deus e aos nossos Pais. Agradecemos também ao nosso colégio pelo seu total apoio à publicação deste livro.

ÍNDICE

Capítulo 1   4

Capítulo 2   31

Capítulo 3   36

Capítulo 4   37

CAPÍTULO 1

1 INTRODUÇÃO

A tiróide é uma glândula em forma de borboleta composta por 2 lóbulos encapsulados, localizada de cada lado da traqueia, e logo abaixo da cartilagem do cricóide. Está ligada por um istmo fino e é composta por folículos esféricos da tiróide, que contêm a forma coloidal da hormona. T3 e T4 são hormonas activas segregadas sob o controlo da TSH. T3 é 3-4 folículos mais potentes do que T4. Está envolvido no crescimento e desenvolvimento normal em crianças, regulação da temperatura, metabolismo, produção de energia e inteligência, tanto em crianças como em adultos. Assegura o crescimento e desenvolvimento normal do sistema nervoso. **(Guyton. 1991).**

Em homeotherms, as hormonas da tiróide regulam a BMR e são responsáveis pela manutenção de uma temperatura corporal elevada e constante. A maior parte da hormona tiroidiana que circula no sangue é obrigada a transportar proteínas como a TBG (globulina de ligação à tiroxina). Tiroxina de ligação da pré-albumina TBPA (0-15%) e Albumina (15 - 20%) **(Darras _et.al.,_ 2004).**

A gama normal de T4 é 77-155 nmol/L (6-12 pg/dl), T3 é 1,2-2,8 nmol/L (78 - 182 ng/dl), e TSH é 0,3-4,0mU/L). Se os níveis hormonais estiverem acima ou abaixo da gama normal, conduz ao hipertiroidismo ou hipotiroidismo. **(Kinjo _et.al.,_ (2000.** **Hipotiroidismo** - Tiroidite de Hashimoto (hipotiroidismo mais comum) e hipotiroidismo congénito. **Hipertiroidismo** - Doença de Graves (hipertiroidismo mais comum), tiroidite pós-parto e tireotoxicose factícia, Hipertiroidismo também leva a uma série de complicações como problemas cardíacos, ossos quebradiços (osteoporose), problemas oculares (oftalmofatia de Graves), vermelho, pele inchada (Doença de Graves) e crise tirotóxica.

O hipotiroidismo descreve uma glândula tiróide subactiva que está a produzir níveis depressivos de hormona tiróide ("hipo" significa menos do que o normal). O hipotiroidismo afecta quase 2% da população, mas é muito mais comumente encontrado entre certos grupos. Por exemplo, as mulheres são mais propensas a exibir hipotiroidismo

4

do que os homens, e a incidência aumenta com a idade. Os doentes com hipotiroidismo podem apresentar uma variedade de sintomas, incluindo aumento de peso, intolerância ao frio, bócio (tiróide aumentada), pele grossa seca, fadiga, obstipação, diminuição do ritmo cardíaco, memória fraca ou depressão.

A **causa** mais **comum do hipotiroidismo é a tiroidite de Hashimoto**, uma doença auto-imune da tiróide em que o corpo desenvolve auto-anticorpos que atacam e destroem o tecido da tiróide. A tiróide danificada é assim incapaz de produzir quantidades adequadas de hormona tiroidiana e o indivíduo torna-se hipotiróide. O hipotiroidismo é também o resultado final de tratamentos para o hipertiroidismo (como na Doença de Grave ou cancro da tiróide) em que a terapia envolve a remoção cirúrgica ou ablação da tiróide com isótopos radioactivos **(Donner *et.al.,* 1997).**

Hipotiroidismo congénito, em que uma criança nasce sem glândula tiróide; uma em cada 4.000 crianças é afectada. Além disso, uma condição transitória conhecida como tiroidite pós-parto causa hipotiroidismo em mulheres nos 12 meses que se seguem ao nascimento de uma criança. Estima-se que 5% a 5% de todas as mulheres grávidas irão desenvolver tiroidite pós-parto. O estado de depressão frequentemente apelidado de "pós-parto blues" pode, de facto, ser o resultado de uma função tiroideia anormal nestas mulheres.

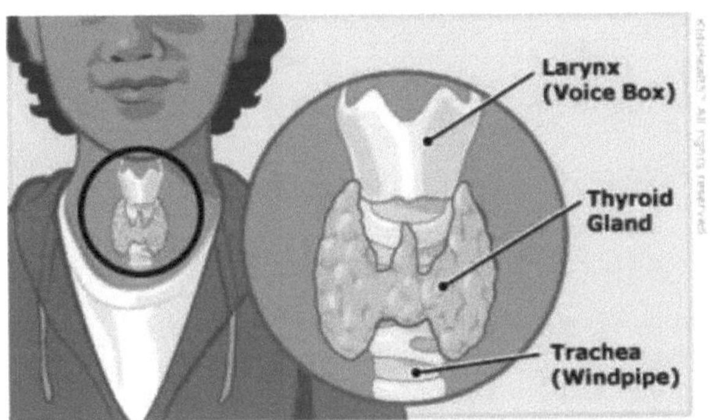

Nódulos hiperfuncionais da tiróide (adenoma tóxico, bócio multinodular tóxico, doença de Plummer) Esta forma de hipertiroidismo ocorre quando um ou mais adenomas da tiróide produzem demasiada tiroxina. Um adenoma é uma parte da glândula que se murou do resto da glândula, formando protuberâncias não cancerosas (benignas) que podem causar um aumento da tiróide. Nem todos os adenomas produzem excesso de tiroxina, e os médicos não têm a certeza do que faz com que alguns comecem a produzir demasiada hormona.

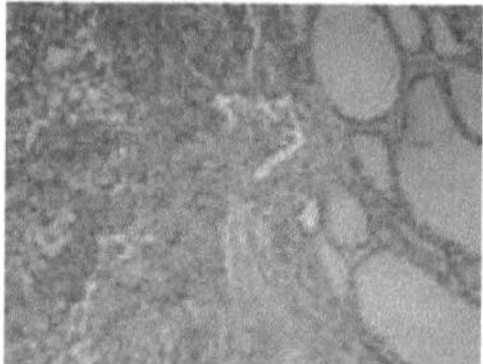

Tiroidite Por vezes a glândula tiróide pode ficar inflamada por razões desconhecidas. A inflamação pode fazer com que o excesso de hormona tiroidiana armazenada na glândula vaze para a corrente sanguínea. Um tipo raro de tiroidite, conhecido como tiroidite subaguda, causa dor na glândula tiróide. Outros tipos são indolores e podem por vezes ocorrer após a gravidez (tiroidite pós-parto).

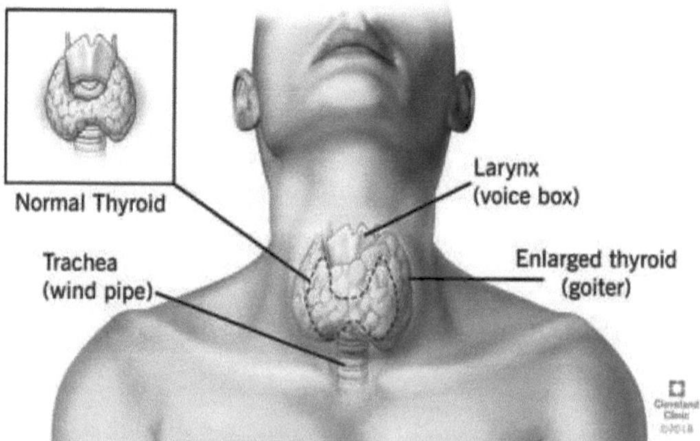

Opthamophathy (GO) Graves' Opthamophathy (GO) Por vezes um problema incomum chamado GO pode afectar os olhos. Nesta desordem, os globos oculares sobressaem para além da sua órbita protectora normal quando os tecidos e músculos por trás dos olhos incham, empurrando os globos oculares para a frente de tal forma que se expandem realmente para fora das órbitas. Isto pode fazer com que a superfície frontal dos globos oculares fique muito seca. Outros sinais e sintomas incluem olhos vermelhos ou inchados, lacrimejamento ou desconforto excessivo num ou em ambos os olhos, sensibilidade à luz, visão desfocada ou dupla, inflamação ou redução do movimento ocular **(Mayo. 2006).**

Tiroidite linfocítica e pós-parto A tiroidite linfocítica e a tiroidite pós-parto (linfocítica subaguda) são causas inflamatórias transitórias de hipertiroidismo que, na fase aguda, podem ser clinicamente indistinguíveis da doença de Graves. A tiroidite pós-parto pode ocorrer em até 5 a 10% das mulheres nos primeiros três a seis meses após o parto. Um hipotiroidismo transitório ocorre frequentemente antes da resolução.

A forma mais comum de hipertiroidismo é a **Doença de Graves (GD)**, uma doença auto-imune em que os anticorpos produzidos pelo sistema imunitário estimulam a glândula tiróide a produzir excesso de tiroxina. Normalmente, o sistema imunitário utiliza anticorpos para ajudar a proteger contra vírus, bactérias e outras substâncias estranhas que invadem o corpo. Em GD, ocasionalmente, o tecido atrás dos olhos e a pele das patas inferiores sobre o brilho. Embora a causa exacta de GD não seja conhecida, vários factores, incluindo uma predisposição genética, são susceptíveis de estar envolvidos.

GD é uma desordem auto-imune heterogénea específica de órgãos associada à anomalia T- linfocitária que afecta a tiróide, os olhos e a pele. GD é uma doença multifactorial que se desenvolve como resultado de uma interacção complexa entre genes de susceptibilidade genética e factores ambientais **(Bednarczuk *et.al.,* 2003).** O antigénio leucocitário humano (HLA) e o linfócito de células T citotóxicas associadas à molécula 4 (CTLA-4) são candidatos à susceptibilidade. O gene CTLA-4 desempenha um papel importante no desenvolvimento do GD, que está localizado no **cromossoma 2q33.**

CTLA-4 é uma molécula co-estimulante mediada pela interacção CD28/B7, expressa em linfócitos T activados e é um importante regulador negativo da activação das células T e mede a apoptose. Este produto do gene CTLA-4 é uma molécula de superfície de célula T que se liga à molécula B7 nos APC's. A expressão do gene CTLA-4 pode afectar o curso do processo imunitário em curso. **(Vaidya *et.al.,* 1999) O** anticorpo receptor TSH

(TRAb) causa o hipertiroidismo de Graves. O GD entrará em remissão durante o tratamento com o medicamento antitiróide (ATD).

A remissão de GD é prevista por uma diminuição suave do TRAb durante o tratamento ATD. O anticorpo estimulante da tiróide e a Ig inibitória de ligação TSH foram medidos como TRAb.

TRAb foi medido como anticorpo estimulante da tiróide (TSAb) e imunoglobulina inibitória de ligação TSH (TBII). A TRAb tem sido utilizada para diagnosticar a doença de Graves e para seguir os doentes de Graves **(Kinjo *et.al.*, 2002). O** tratamento de GD pode envolver, cirurgia ou uso de iodo radioactivo ou uso de ATD como Propylthiouracil, Methimazole e Carbimazole.

A/G Polimorfismo de Núcleotide Único (SNP) na posição 49 (exon 1, códon 17) do gene CLTA4 leva a uma substituição Thr/ Ala e pode ser um marcador funcional relacionado. Tem demonstrado estar associado ao GD em caucasianos, japoneses, coreanos, tunisinos e Hong Kong, crianças chinesas. **(Wang *et. al.*, 2003)**

1.1 Glândula tiróide, secreção hormonal, regulação e função

O anatomista Thomas Wharton identificou pela primeira vez a glândula tiróide em 1656, cujo nome também é eponimizado no ducto da glândula submandibular da Wharton. A hormona tiroidiana ou tiroxina só foi identificada no século 19th . A hormona tiroidiana, tiroxina (T4) e triiodotironina (T3) são hormonas à base de tirosina produzidas pela glândula tiroidiana. **Benvenga *et.al.*, (2001).**

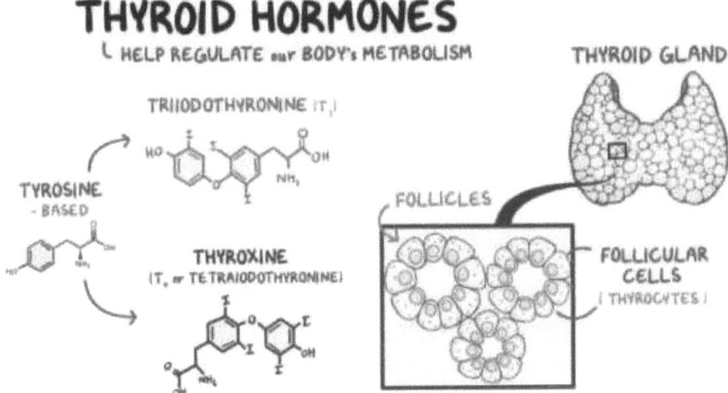

Um componente importante na síntese é o iodo. A principal forma da hormona tiróide no sangue é a tiroxina (T4). A proporção de T4 para T3 libertada no sangue é aproximadamente 20: l. A tiroxina é convertida em T3 activa no interior das células pela deiodinase (5' - iodinase), que é três a quatro vezes mais potente do que T4. Estes são posteriormente processados por descarboxilação e desiodinização para produzir iodotronamina (Tia) e Thyronamine (Toa).

Peeters *et.al.*, (2006) explicaram que a tiroxina (3,5,3'5' - tetraiodotironina) é produzida por células foliculares da glândula tiróide. É produzida como tiroglobulina, que é clivada por enzimas para produzir T4 activo. A tiroxina é produzida através da ligação de átomos de iodo às estruturas anelares das moléculas de tiroxina. A tiroxina contém 4 átomos de iodo. A triiodotironina é idêntica à T4, mas tem menos um átomo de iodo por molécula. O iodo é activamente absorvido pela corrente sanguínea e concentra-se nos folículos da tiróide, através de uma reacção com a enzima tiroperoxidase. O iodo é ligado covalentemente a resíduos de tirosina nas moléculas de tiroglobulina, formando monoiodotirosina (MIT) e diiodotirosina (DIT). A ligação de duas moieties de DIT produz tiroxina. A combinação de uma partícula de MIT e uma partícula de DIT produz triiodotironina.

☐   MIT + DIT   =   Triiodothyronine   ————▶   T3

☐   DIT + DIT   =   Thyroxine   ————▶   T4

Protease digerir a tiroglobulina iodada, libertando as hormonas T4 e T3 que são agentes biologicamente activos centrais para a regulação metabólica. T4 é convertida, conforme necessário, nos tecidos por deiodinases. A deficiência de deiodinase pode imitar a deficiência de iodo. T3 é mais potente do que T4 e é a forma final da hormona, embora esteja presente em menor quantidade do que T4. Na área do mundo onde falta iodo na dieta, a glândula tiróide pode ser aumentada, resultando no pescoço inchado do bócio endémico. O iodo é essencial para a produção de tiroxina, que contém 4 átomos de iodo. **(Franklyn *et.al.*, 1998).**

Demonstra-se que a produção de tiroxina é regulada pela hormona estimulante da tiróide (TSH), que é libertada pela hipófise anterior **Franklyn *et.al.*, (1998).** A tiróide e os tirotróficos formam um ciclo de feedback negativo. A produção de TSH é suprimida quando os níveis de T4 são elevados e vice-versa. A própria produção de TSH é modulada pela hormona libertadora de tirotropina, que é produzida pelo hipotálamo e secretada a uma taxa aumentada em situações como o frio (em que um metabolismo acelerado geraria mais calor). A produção de TSH é embotada pela somatostatina (SRIH), aumento dos níveis de glicocorticóides e hormonas sexuais (estrogénio e testosterona), e concentração excessivamente elevada de iodeto do sangue **(Franklyn *et.al.*, 1998).**

- A hormona tiróide actua no organismo para aumentar a taxa metabólica basal, afectar a síntese de proteínas e aumentar a sensibilidade do organismo às catecoleminas (como a adrenalina).

- As hormonas da tiróide são essenciais para o desenvolvimento e diferenciação adequados de todas as células do corpo humano.

- Estas hormonas (T3 e T4) também regulam o metabolismo das proteínas, gorduras e hidratos de carbono,

- As tironaminas - algum mecanismo desconhecido para inibir a actividade neural; isto desempenha um papel importante nos ciclos de hibernação dos mamíferos. O efeito de administrar as tironaminas é uma queda severa da temperatura corporal. **(Besser *et.al.*, 1994).**

A prevalência de hipotiroidismo e hipertiroidismo (99 por cento) tem demonstrado ser resultado de perturbações que afectam a própria glândula tiróide **(O'Reilly *et.al.*, 2005)**. As células secretoras de TSH da hipófise anterior respondem a alterações nas concentrações da hormona tiroidiana em circulação. No hipotiroidismo primário, a hipófise reage à deficiência das hormonas da tiróide em circulação, aumentando a sua produção de TSH. Assim, uma concentração sérica elevada de TSH é o diagnóstico do hipotiroidismo primário.

Inversamente, se a produção de T4 e T3 na tiróide aumentar a produção pituitária de TSH será suprimida. **Gaw *et.al.*, (1995)** relataram que a função tiroidiana é o controlo negativo de feedback que T4 (tiroxina) e T3 (tri-iodotironina) exercem sobre a secreção de TSH (hormona estimulante da tiróide,nenhuma) pela glândula pituitária. Assim, no hipertiroidismo primário, a concentração sérica de TSH é baixa, uma vez que a sua produção é suprimida pelas concentrações elevadas de T4 e T3. No hipotiroidismo primário, a concentração sérica de TSH é aumentada devido à falta da inibição normal da sua produção por T4 e T3.

1.2 Doença da glândula tiróide (Roti *et.al.*, (1992)
Hiper - e a função hipo afecta cerca de 2 % da população.

- Hipotiroidismo (subactividade)

✓ Tiroidite / tireoidite de Hoshimoto

✓ Tiroidite da ordem

✓ Hipotirodismo pós-operatório

✓ Tiroidite pós-parto

✓ Tiroidite silenciosa

✓ Tiroidite aguda

✓ Hipotiroidismo lactogénico

- Hipertiroidismo (Sobreactividade)

✓ Tempestade da tiróide

Doença de Graves'- Basedow

✓ Nódulo tireoideano tóxico

✓	Estruma nodular tóxico (doença de Plummer)

✓	Hashitoxicose

✓	Hipertiroidismo lactogénico

✓	Tiroidite De Quervain (inflamação que começa como hipertiroidismo, pode terminar como hipotiroidismo)

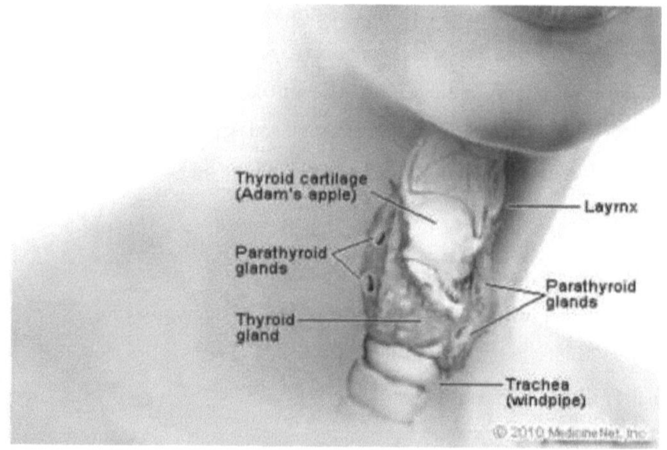

- Problemas anatómicos

Goitre

✓	Bócio endémico

✓	Bócio difuso

✓	Bócio Multinodular

✓	Tiróide linguística

✓	Cisto do ducto trioglossal

•	Tumores

o	Adenoma da tiróide

o	Cancro da tiróide

✓	Papilaria

✓	Follicular

✓ Medullary

✓ Anaplásticos

- Linfomas e metástases (raros)
- Deficiências
✓ Cretinismo

1.3 Tiroidite linfocítica crónica

Slatosky *et.al.* ,(2000'). *A* **tiroidite linfocítica crónica (tireoidite de Hashimoto)** é a condição inflamatória mais comum da glândula tiróide e a causa mais comum de bócio nos Estados Unidos. É uma condição auto-imune caracterizada por altos títulos de anticorpos circulantes à peroxidase da tiróide e à tiroglobulina. A tiroidite linfocítica crónica é a causa mais comum de hipotiroidismo nos Estados Unidos, e as pessoas eutóides com doença de Hashimoto desenvolvem hipotiroidismo a uma taxa de aproximadamente 5 por cento por ano. Até 95% dos casos de tiroidite linfocítica crónica ocorrem em mulheres, geralmente entre os 30 e 50 anos de idade.[5] A tiroidite linfocítica crónica é também a causa mais comum de bócio esporádico em crianças. A incidência da doença de Hashimoto tem aumentado exponencialmente nos últimos 50 anos, e este aumento pode estar relacionado com o aumento do teor de iodo na dieta norte-americana.

Existe uma predisposição genética para a auto-imunidade da tiróide; ela é herdada como traço dominante. A doença de Hashimoto tem sido ligada a outras doenças auto-imunes, incluindo o lúpus eritematoso sistémico, artrite reumatóide, anemia perniciosa, diabetes mellitus e síndrome de Sjogren. Uma complicação rara mas grave da tiroidite autoimune crónica é o linfoma da tiróide. Estes linfomas, geralmente do tipo de célula B, não-Hodgkin, tendem a ocorrer em mulheres de 50 a 80 anos de idade e estão normalmente limitados à glândula tiróide.

1.4 Tiroidites diferenciadoras (Dayan *et.al.*, 1996)

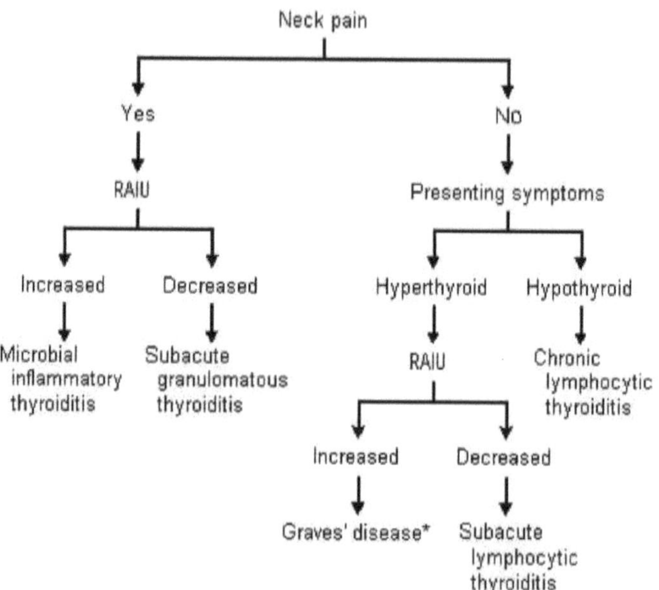

<u>MANIFESTAÇÕES CLÍNICAS DOS SUBTIPOS DE TIREOIDITE:</u>

Subtype	Etiology	Neck pain	RAIU	TSH	T_4	Thyroid autoantibodies
Chronic lymphocytic (Hashimoto's	Autoimmune	No	Variable	Variable	Variable	Present
Subacute granulomatous	Viral	Yes	Decreased	Decreased	Increased	Absent
Subacute lymphocytic	Autoimmune	No	Decreased	Decreased	Increased	Present
Microbial inflammatory	Bacterial, fungal, parasitic	Yes	Variable	Normal	Normal	Absent
Hashitoxicosis	Autoimmune	No	Decreased	Decreased	Increased	Present
Invasive fibrous	Unknown	No	Variable	Normal	Normal	Variable

(Slatosky *et.al.*, 2000)

1.5 DOENÇA DOS GRAVES

A doença de Graves é a causa mais comum de hipertiroidismo, representando 60 a 80 por cento de todos os casos. É uma doença auto-imune causada por um anticorpo, activo contra o receptor da hormona estimulante da tiróide (TSH), que estimula a glândula a sintetizar e secretar o excesso de hormona da tiróide. Pode ser familiar e associado a outras doenças auto-imunes. Uma oftalmopatia infiltrativa acompanha a doença de Graves em cerca de 50 por cento dos doentes.

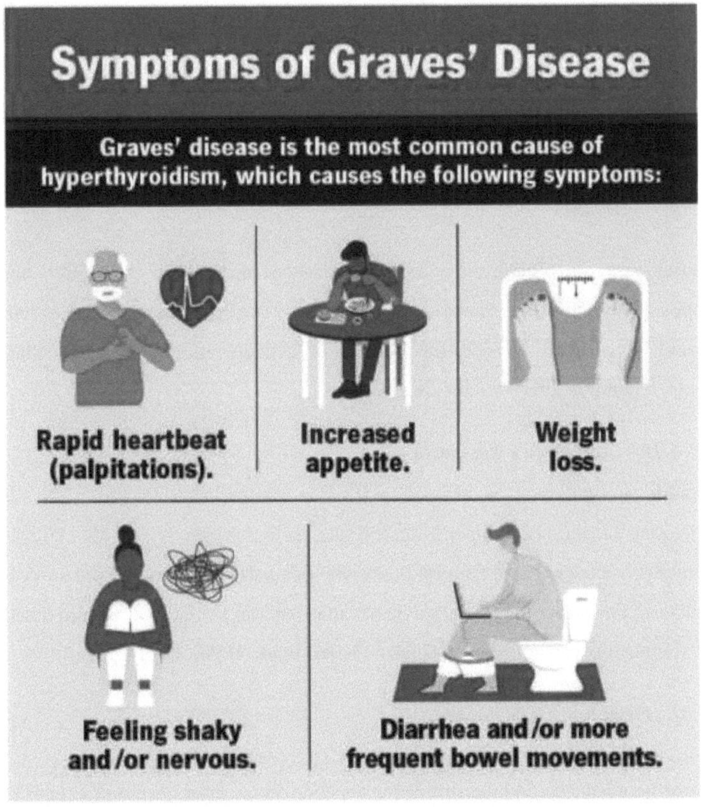

1.6 BÓCIO MULTINODULAR TÓXICO

O bócio multinodular tóxico causa 5% dos casos de hipertiroidismo nos Estados Unidos e pode ser 10 vezes mais comum em áreas deficientes em iodo. Ocorre tipicamente em doentes com mais de 40 anos com um bócio de longa data, e tem um início mais insidioso do que a doença de Graves.

1.7 ADENOMA TÓXICO

Os adenomas tóxicos são nódulos de funcionamento autónomo que se encontram mais frequentemente em doentes mais jovens e em áreas deficientes em iodo.

1.8 Tiroidites

***Subacute.* A tiroidite subaguda** produz um início abrupto de sintomas tireotóxicos, à medida que a hormona se desprende de uma glândula inflamada. Segue-se frequentemente a uma doença viral. Os sintomas normalmente resolvem-se no prazo de oito meses. Esta condição pode ser recorrente em alguns doentes.

1.9 Tumores

As causas raras de hipertiroidismo incluem cancro metastático da tiróide, tumores ovarianos que produzem hormona da tiróide (struma ovarii), tumores trofoblásticos que produzem gonadotrofina coriónica humana e activam receptores TSH altamente sensíveis, e tumores TSH-secretos da hipófise.

1.10 Linfocítica e Pós-parto

A tiroidite linfocítica e a tiroidite pós-parto (linfocítica subaguda) são causas inflamatórias transitórias de hipertiroidismo que, na fase aguda, podem ser clinicamente indistinguíveis da doença de Graves. A tiroidite pós-parto pode ocorrer em até 5 a 10% das mulheres nos primeiros três a seis meses após o parto. Um hipotiroidismo transitório ocorre frequentemente antes da resolução. (**Tajiri *et.al.*, 1990**).

1.11 Diagnóstico de doenças

O tratamento adequado do hipertiroidismo depende do reconhecimento dos sinais e sintomas da doença e da determinação da etiologia. A causa mais comum do hipertiroidismo é a doença de Graves. Outras causas comuns incluem a tiroidite, bócio multinodular tóxico, adenomas tóxicos, e efeitos secundários de certos medicamentos. O trabalho de diagnóstico começa com um teste de nível hormonal estimulante da tiróide. Quando os resultados dos testes são incertos, a medição da absorção de radionuclídeos ajuda a distinguir entre as causas possíveis. A doença de Graves, bócio multinodular tóxico, e adenoma tóxico podem ser tratados com iodo radioactivo, medicamentos antitiróides, ou cirurgia. A tiroidectomia é uma opção quando outros tratamentos falham ou estão contra-indicados, ou quando um bócio está a causar sintomas compressivos. Algumas novas terapias estão a ser investigadas. Deve ser dada especial atenção às pacientes que estão grávidas ou a amamentar, bem como às que sofrem de oftalmopatia de Graves ou hipertiroidismo induzido por amiodarona. Os desejos das pacientes devem ser considerados ao decidir sobre a terapia apropriada, e é essencial um acompanhamento atento. **O'Reilly *et.al.*, (2005)** declararam que os testes bioquímicos da função tiroideia ajudam no diagnóstico e monitorização do hipertiroidismo e hipotiroidismo, que estão entre os problemas endócrinos mais comuns encontrados na prática clínica. Apenas o que é medido num teste de função tiroideia varia de um laboratório bioquímico clínico para outro. Um pedido de testes de função tiroideia incluirá normalmente a medição da hormona estimuladora da tiróide (TSH) e uma estimativa do estado de tiroxina (T4) (quer total T4 ou concentração de T4 livre numa amostra de soro) como as investigações de primeira linha. A triiodotironina sérica (T3) ou a concentração de T3 livre e alguma medida de ligação da hormona tiroidiana no plasma (ou T4 livre ou concentração de globulina de ligação da hormona tiroidiana) também podem ser necessárias na avaliação de um doente com doença tiroidiana.

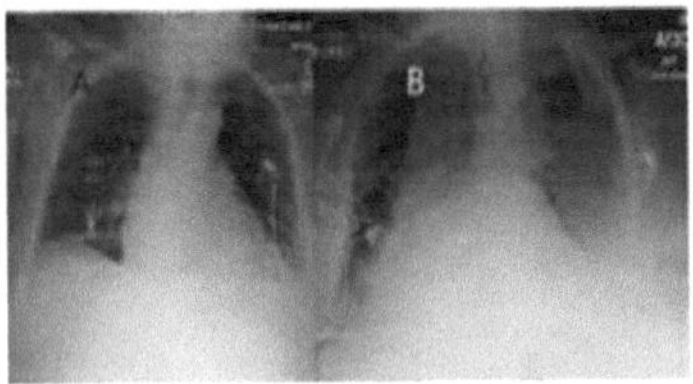

1.12 Tratamento do Hipertiroidismo

O tratamento do hipertiroidismo depende da causa e gravidade da doença, bem como da idade do paciente, tamanho do bócio, condições comórbidas, e desejos de tratamento. O objectivo da terapia é corrigir o estado hipermetabólico com os menores efeitos secundários e a menor incidência de hipotiroidismo. Beta-bloqueadores e iodetos são utilizados como coadjuvantes de tratamento. Os medicamentos antitiróides, iodo radioactivo e cirurgia são as principais opções de tratamento para o hipertiroidismo persistente, cada terapia pode produzir resultados satisfatórios se for devidamente utilizada (**Mengel *et.al.,* (2001).**

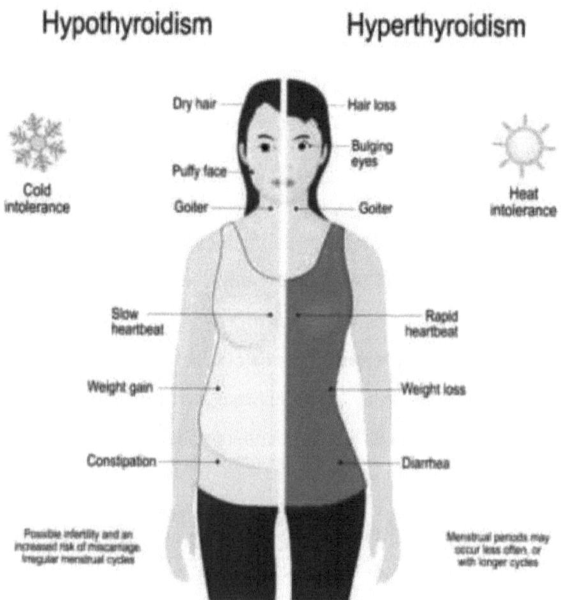

Os medicamentos chamados thionamides são comummente utilizados para tratar uma tiróide hiperactiva, param a sua tiróide de produzir hormonas em excesso. Os principais tipos de uso são **carbimazole e propylthiouracil**. Normalmente é necessário tomar o medicamento durante 1 a 2 meses antes de notar qualquer benefício.

- Iodo radioactivo. Tomado pela boca, o iodo radioactivo é absorvido pela sua glândula tiróide, onde provoca o encolhimento da glândula ...
- Medicamentos anti-tiróide. ...
- Bloqueadores Beta. ...
- Cirurgia (tireoidectomia).

DROGAS USADAS PARA TRATAR O HIPERTIROIDISMO

Type	Drug	Side Effects	Comments
Thonamides	Carbimazole Methimazole Propylthiouracil	Allergic reactions (usually skin rashes); nausea; loss of taste; infection (rare due to a low white blood cell count; liver dysfunction	Decrease the production of thyroid hormone
Nonmetallic elements	Iodine	Skin rash	Decrease the production and release of thyroid hormone
Radioactive isotope	Radioactive iodine	Cause hypothyroidism	Destroys the thyroid gland
Beta - blockers	Atenolol Metoprolol Propranolol	In people with respiratory disease, may cause wheezing can cause worsening of organs peripheral vascular disease and depression; may reduce blood pressure (hypotension)	Block may of the stimulating effects of excess thyroid hormone on other organs

(Torring *et.al.*, 1996)

1.13 Bloqueadores Beta

Dale *et.al.*, (2001) Beta-bloqueadores oferecem alívio imediato dos sintomas adrenérgicos do hipertiroidismo, tais como tremor, palpitações, intolerância ao calor, e nervosismo. O propranolol (Inderal) tem sido o mais utilizado, mas outros beta-bloqueadores podem ser utilizados. **Burggraaf *et.al.*, (2001). Os** beta-bloqueadores não selectivos como o propranolol, são preferidos porque têm um efeito mais directo no hipermetabolismo. A terapia com propranolol deve ser iniciada com 10 a 20 mg de seis em seis horas. A dose deve ser aumentada progressivamente até que os sintomas sejam controlados. Na maioria dos casos, uma dose de 80 a 320 mg por dia é suficiente. Os bloqueadores dos canais de cálcio como o diltiazem (Cardizem) podem ser utilizados para reduzir o ritmo cardíaco em pacientes que não toleram betabloqueadores.

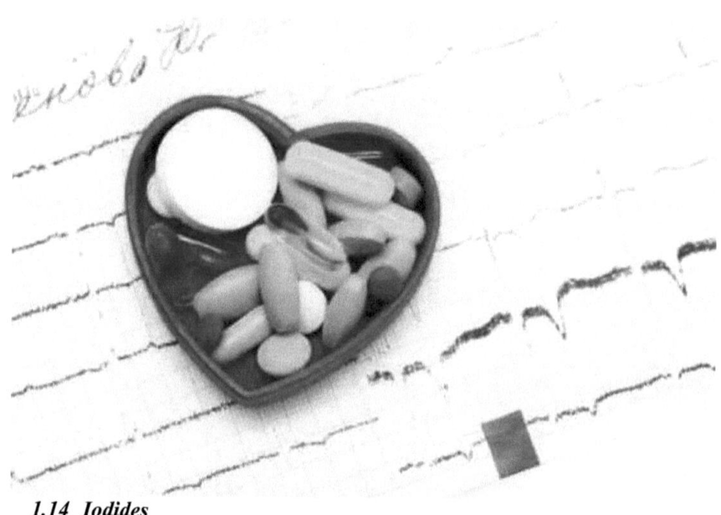

1.14 Iodides

Andrade *et.al.*, (2001) relataram que os iodetos bloqueiam a conversão periférica da tiroxina (T4) em triiodotironina (T3) e inibem a libertação de hormonas. Os iodetos também são utilizados como terapia adjuvante antes da cirurgia de emergência nãotiróide, se os bloqueadores beta forem incapazes de controlar o hipertiroidismo, e de reduzir a vascularização da glândula antes da cirurgia da doença de Graves.

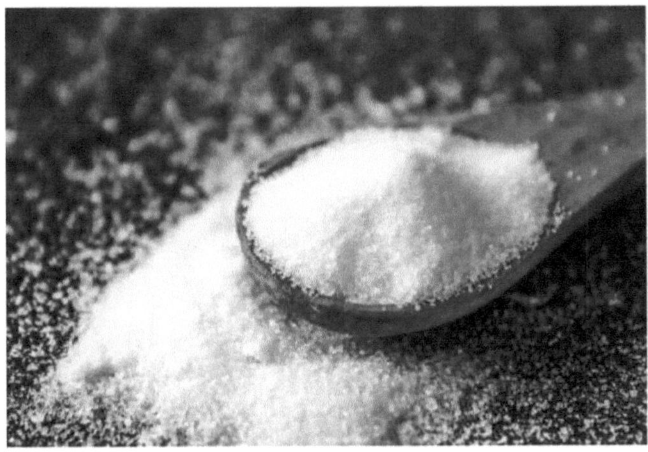

Os iodetos não são utilizados no tratamento de rotina do hipertiroidismo devido a aumentos paradoxais na libertação de hormonas que podem ocorrer com o uso prolongado. Os agentes de contraste radiográfico de iodeto orgânico (por exemplo, ácido iopanóico ou ipodato de sódio) são utilizados mais frequentemente do que os iodetos inorgânicos (por exemplo, iodeto de potássio). A dosagem de qualquer um dos agentes é de 1 g por dia durante até 12 semanas.

1.15 Drogas anti-tiróides

Medicamento anti-tiróide (ATD) que são utilizados há mais de meio século na gestão (Tratamento) do hipertiroidismo, especialmente para doentes com GD. As ATD são moléculas relativamente simples conhecidas como tionamida que contêm um grupo sulfidrílico e tiourea moiety dentro de uma estrutura heterocíclica (**Cooper, 2005).** **(Besser *et.al.*, 1998)** O methimazole com o seu horário, outrora diário, demonstrou ser vantajoso sobre o Propylthiouracil, incluindo melhor aderência e melhoria mais rápida na concentração sérica de T4 e T3. O custo do methimazol genérico de baixa dose é semelhante ao do Propylthiouracil.

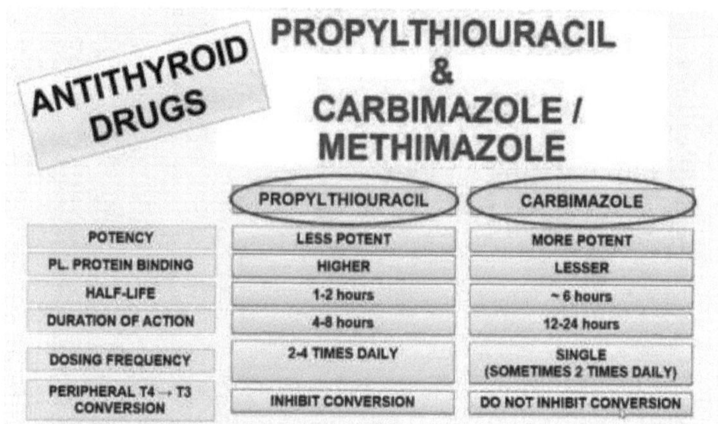

O ATD é utilizado de duas maneiras: por exemplo:

- Tratamento primário para o hipertiroidismo.

- Terapia preparatória antes da radioterapia ou cirurgia.

Torring *et.al.* *,(1996)* demonstraram que os medicamentos antitiróides actuam principalmente interferindo na organização do iodo, suprimindo assim os níveis da hormona tiroidiana. Methimazole (Tapazole) e propylthiouracil (PTU) são os dois agentes disponíveis. As taxas de remissão variam com a duração do tratamento, mas foram relatadas taxas de 60 por cento quando a terapia é continuada durante dois anos. A recidiva pode ocorrer em até 50% dos doentes que respondem inicialmente, independentemente do regime utilizado. Um ensaio aleatório recente indicou que a recidiva era mais provável em doentes que fumavam, tinham grandes bócio, ou tinham níveis elevados de anticorpos estimulantes da tiróide no final da terapia.

1.16 Síntese da hormona tiroideia e modo de acção da atd

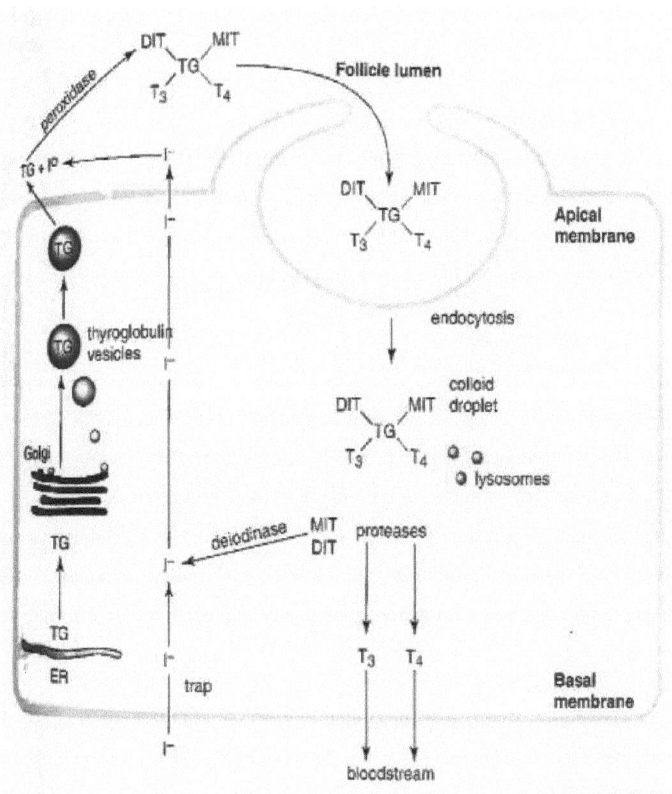

(Wing *et.al.*, 1994).

O methimazole é geralmente a droga de eleição em pacientes não grávidas devido ao seu custo mais baixo, meia-vida mais longa, e menor incidência de efeitos secundários hematológicos **(Tene *et.al.*, (2001).** A dose inicial é de 15 a 30 mg por dia, e pode ser administrada em conjunto com um beta-bloqueador. O beta-bloqueador pode ser afilado após quatro a oito semanas e o methimazol ajustado, de acordo com o estado clínico e os níveis mensais de T4 ou T3 livres, para uma eventual dosagem de manutenção de euthyroid (ou seja, níveis normais de T3 e T4) de 5 a 10 mg por dia. Uma vez interrompida a terapia com medicamentos antitiróides, o paciente deve ser monitorizado de três em três meses durante o primeiro ano, porque é mais provável que ocorra uma recaída durante este período, e depois anualmente, porque a recaída pode ocorrer anos mais tarde. Se ocorrer uma recaída, recomenda-se geralmente a utilização de iodo radioactivo ou cirurgia, embora a terapêutica com fármacos anti-tiróides possa ser reiniciada.

1.13 Propylthiouracil

O PTU é preferido para mulheres grávidas porque o methimazole tem sido associado a anomalias congénitas raras. A dose inicial de PTU é de 100 mg três vezes por dia com uma dose de manutenção de 100 a 200 mg diários. O objectivo é manter o nível de T4 livre no nível superior do normal **(Tene et.al., (2001).**

1.14 Iodo radioactivo

Torring *et.al.,* (1996) relatou que nos Estados Unidos, o iodo radioactivo é o tratamento de eleição para a maioria dos pacientes com doença de Graves e bócio nodular tóxico por ser barato, altamente eficaz, fácil de administrar, e seguro. Tem havido relutância em utilizar iodo radioactivo em mulheres com idade fértil devido ao risco teórico de cancro da tiróide, leucemia, ou danos genéticos em descendentes futuros. O acompanhamento a longo prazo dos doentes não validou estas preocupações. O tratamento do hipertiroidismo em crianças continua a ser controverso, mas o iodo radioactivo está a tornar-se mais aceitável neste grupo.

Em 15% dos doentes, a oftalmopatia de Graves pode desenvolver-se ou ser agravada pelo uso de iodo radioactivo. Como sugerido por **Torring *et.al.,* (1996)** o uso de prednisona, 40 a 80 mg por dia cónico durante pelo menos três meses, pode prevenir ou melhorar doenças oculares graves em dois terços dos pacientes. A dose mais baixa de iodo radioactivo é por vezes utilizada em doentes com oftalmopatia porque o hipotiroidismo pós-tratamento pode estar associado à exacerbação da doença ocular. Observa-se que o tabagismo é um factor de risco para o desenvolvimento e progressão da oftalmopatia de Graves. **(Torring *et.al.,* 1996).**

1.15 Cirurgia

Gradualmente, o iodo radioactivo substituiu a cirurgia para o tratamento do hipertiroidismo, mas ainda pode ser indicado em alguns pacientes e é considerado subutilizado por alguns investigadores. Uma tiroidectomia subtotal é realizada com maior frequência. Esta cirurgia preserva parte do tecido da tiróide e reduz a incidência de hipotiroidismo a 25%, mas o hipertiroidismo persistente ou recorrente ocorre em 8% dos doentes. A tiroidectomia total é reservada a doentes com doenças graves ou grandes bócios em que as recidivas seriam altamente problemáticas, mas comporta um risco acrescido de hiperparatiroidismo e danos no nervo laríngeo.

1.16 Hipertiroidismo induzido pelo tratamento
O'Reilly *et.al.*, (2001)

Induzido por iodo: O hipertiroidismo induzido por iodo pode ocorrer após a ingestão de excesso de iodo na dieta, exposição a meios de contraste radiográfico, ou medicamentos. O excesso de iodo aumenta a síntese e libertação da hormona tiróide em doentes com deficiência de iodo e em doentes mais idosos com bócio multinodular pré-existente.

Induzido por amiodarona: O hipertiroidismo induzido por amiodarona- (Cordarone-) pode ser encontrado em até 12% dos doentes tratados, especialmente os que se encontram em áreas deficientes em iodo, e ocorre por dois mecanismos. Como a amiodarona contém 37% de iodo, o tipo I é um hipertiroidismo induzido por iodo. A amiodarona é a fonte mais comum de excesso de iodo nos Estados Unidos. O tipo II é uma tireoidite que ocorre em doentes com glândulas tiróides normais. Medicamentos como o interferão e a interleucina-2 (aldesleucina) também podem causar o tipo II.

Induzido pela hormona tiroideia: *O* hipertiroidismo facticial é causado pela ingestão intencional ou acidental de quantidades excessivas de hormona tiróide. Alguns doentes podem tomar preparações de tiróide para alcançar a perda de peso.

A doença de Graves é a causa mais comum de hipertiroidismo, representando 60 a 80 por cento de todos os casos. É uma doença auto-imune causada por um anticorpo, activo contra o receptor da hormona estimulante da tiróide (TSH), que estimula a glândula a sintetizar e secretar o excesso de hormona da tiróide. Pode ser familiar e associado a outras doenças auto-imunes. A susceptibilidade genética à GD é também conferida por genes do antigénio leucocitário humano (HLA) e vários outros genes que não estão ligados ao HLA. Os documentos recentes descrevem a associação de GD com o gene CTLA4 (**Yanagawa *et al.*, 1997**).

(Sears e estudante da UCSB, 1998)

1.21 Sinais e sintomas de gd (Mayo. 2006)

- Perda de peso súbita

- Batimento cardíaco rápido (taquicardia) - mais de 100 batimentos por minuto (batimento cardíaco irregular - arritmia, ou batimento cardíaco acelerado - palpitações.

- Nervosismo

- Ansiedade ou ataques de ansiedade, irritabilidade

- Tremor

- Transpiração

- Mudanças nos padrões menstruais

- Aumento da sensibilidade ao calor

- Alterações nos padrões intestinais

- Formação de bócio

- Fraqueza muscular de fadiga

- Dificuldade em dormir

> **CTLA- 4 GENE:** (Linsley *et.al*, 1992)

Chromosome: 2*Entrez Gene cytogenetic band:* **2q33** *Ensembl cytogenetic band:* **2q33.2**

Start: **204,558,017** bp from *pter*

End: **204,564,189** bp from *pter*

Size: **6,172** bases.

Chr 2

Sinal I: Ligante Costimulatório de TCR específico para antígeno CD28.

Sinal II: CTLA4 (T -cell) bind B7 (APC). **(Kotsa et.al., 1997)**

O polimorfismo do gene CTLA-4 confere susceptibilidade a várias doenças auto-imunes, tais como a doença de Graves (GD), o tiroidismo de Hashimoto (HT), a doença de Addison (AD), a diabetes mellitus insulino-dependente (IDDM), a artrite reumatóide (AR) e a esclerose múltipla **(Kouki *et.al.,2000*)**.

➢ <u>**CTLA -4 GENE E HIPERTIROIDSIM DE TÚMULOS:**</u>

Park *et.al.*, 2000 (Coreanos); Yanagawa *et al.*, 1997 (Japoneses) e Yanagawa *et al.*, 1995 (Caucasianos) estudaram CTLA - 4-gene A/G polimorfismo em doentes de Graves. Os linfócitos T citotóxicos associados à molécula - 4 (CTLA - 4) podem desempenhar um papel importante no desenvolvimento do hipertiroidismo de Graves e sua remissão **(Heward *et al.*, 1999)**. **A** remissão de GD é prevista por uma diminuição suave do anticorpo receptor de TSH (TRAb) durante o tratamento com Antitiróide (ATD) (Propylthiouracil e Methimazole).

Kinjo *et.al.*, relataram a remissão da doença de Graves após o tratamento e o polimorfismo A/G na posição 49 na exon 1 do gene CTLA-4 em doentes japoneses com hipertiroidismo de Graves. As frequências do genótipo GG e do alelo G demonstraram ser significativamente mais elevadas nos doentes com TRAb persistentemente positivo do que nos outros dois grupos. Os pacientes de Graves que continuaram a ter TRAb positivo após 5 anos de tratamento com ATD não tinham o genótipo AA. Os pacientes com o alelo G no exon 1 do gene CTLA-4 são obrigados a continuar o tratamento ATD por períodos mais longos para conseguir a remissão. **Kinjo *et.al.*, (2002).** Os pacientes com o alelo GD tinham frequências mais altas do alelo G (genótipo GG) e frequências mais baixas (ou ausência) do alelo A (genótipo AA) do que os controlos. Foi relatado que o polimorfismo do gene CTLA-4 foi associado ao GD. A remissão do hipertiroidismo de Graves é prevista por uma diminuição suave do TRAb durante o tratamento ATD e **Kinjo *et.al., relataram*** que existe uma diferença significativa (p>0,0001) nos genótipos G/G, A/G,.A/A e Alelo A e G entre os doentes de Greaves e o controlo.

Frequências de genótipos e alelos de polimorfismo A/G na posição 49 em exon 1 do gene CTLA-4 em doentes de Graves e controlo (Kinjo *et.al.*, 2002):

Genotype	Graves' patients (n = 144)	Control (n = 144)
G/G	50 (34.7%)	26 (23.6%)
A/G	62 (43.1%)	46 (41.8%)
A/A	32 (22.2%)	38 (34.6%)
Allele		
G	162 (56.3%)	98 (44.5%)
A	126 (43.7%)	122 (55.5%)

Wang *et.al.*, (2004) declararam que o A/G SNP na posição 49 na exon 1 do gene associado ao linfócito T citotóxico em 148 doentes chineses com GD e 171 controlos. O seu principal objectivo era testar a associação deste SNP com a **recidiva** do hipertiroidismo após a retirada do antitiroidismo. O objectivo secundário era investigar a relação entre os doentes com GD e os controlos de acordo com os genótipos do SNP. Este estudo demonstrou dois pontos principais. Primeiro, o SNP A/G na posição 49 na exon 1 do gene CTLA-4 pode influenciar a duração da remissão do hipertiroidismo após a retirada do ATD em pacientes chineses com GD. Em segundo lugar, o A/G SNP está fortemente associado a um subgrupo de pacientes com GD que provavelmente terão uma recaída precoce. A taxa de recidiva de 3 anos foi de 74, 42 e 36% em doentes internados com G/G, A/G e A/A, respectivamente. Este estudo fornece evidências de que o A/G SNP no exon 1 pode ser um marcador útil para prever a terapêutica medicamentosa. O tratamento de GD pode envolver medicamentos antitiróides, cirurgia ou iodo radioactivo. GD pode ser tratado com ATD, como propilthouracil e methimazole. A duração da terapia é bastante variável e pode variar de 6 meses a 20 anos ou mais. A remissão pode ocorrer em 20-40 doentes tratados durante 6 meses a 15 anos e a incidência de recidiva pode atingir 50-60%.

(Rodriguez *et.al.*, 2003).

> **CTLA- 4 DOENÇAS ASSOCIADAS AOS GENES E RELATÓRIOS RELACIONADOS:**

Bednarczuk *et.al.,* (2003) investigaram a distribuição do polimofismo CTLA-4 A/G em 264 pacientes caucasianos com doença de Graves (GD) dos quais 95 tinham oftalmopatia. O grupo de controlo consistia em adultos polacos saudáveis (n=194), centenários polacos (n=51) e japoneses (n=112). Segundo os relatórios, o Alelo G e o genótipo G/G aumentaram significativamente em doentes caucasianos com GD (48% e 25% respectivamente) e em doentes japoneses com GD (69% e 47% respectivamente) em comparação com o grupo de controlo. Não houve diferenças significativas nas frequências dos alelos G e do genótipo G/G em pacientes com GO em comparação com pacientes com GD sem oftalmopatia. Assim, concluíram que o alelo G e o genótipo G/G conferem susceptibilidade genética ao polimorfismo Gd, CTLA-4 A49G que nós associamos ao desenvolvimento de GO e factores não genéticos podem contribuir para GO em diferentes populações.

A artrite reumatóide (AR) é uma doença inflamatória auto-imune comum que está geralmente associada à destruição progressiva das articulações. A patogénese é desconhecida através da associação do polimorfismo de nucleótido único (CTLA-4 A/G) no exão 1 do gene do antigénio do linfócito T citotóxico-4 (CTLA-4) observado na artrite reumatóide precoce **Vaidya *et.al.,* (1999).** O gene CTLA - 4 é um importante regulador negativo da activação das células T. Assim, o gene, que está localizado no cromossoma 2q33, é um locus candidato para AR e outras doenças auto-imunes, incluindo IDDM e AITD. Embora estudos de caso-controlo anteriores em diferentes populações tenham sugerido uma possível associação de alelos CTLA -4 com AR. Os resultados desses estudos não são conclusivos e são por vezes contraditórios. **Vaidya *(et.al. ,2002)*** demonstrou uma associação entre o alelo G do polimorfismo CTLA-4 exon 1 (CTLA4A/G) e a AR, que se explica em grande parte pela presença de endocrinopatias auto-imunes. Apesar da falta de associação significativa de alelos CTLA em doentes com AR sem endocrinopatias auto-imunes, os estudos funcionais apoiam um possível papel do gene CTLA4 na artrite e são necessários mais estudos para explorar o papel do CTLA4 na patogénese da AR.

Donner *et.al.,* **(1997).** O gene CTLA-4 tem estado implicado em várias doenças auto-imunes endócrinas. O CTLA-4 Ala17 está associado ao IDDM e à doença de Graves, enquanto que a ligação foi observada para o IDDM. Como este códon CTLA 17 polimorfismo é apenas dialélico, é menos sensível em estudos de associação ou de ligação. O alelo de 106bp deste microsatélite mostra uma associação particular com a doença de Graves, tanto no Japão como na Grã-Bretanha. Este último relatório também encontra este alelo aumentado em doentes com hipotiroidismo auto-imune causado pela tiroidite de Hshimoto. O seu recente relatório sobre o dimorfismo CTLA-4 do códon 17 ao HT, onde 75% dos doentes têm pelo menos um alelo contendo Ala. A presença de alelos HLA DQ em particular não afecta esta associação, em contraste, os doentes com AD e o predisponente HLA DQA1 0501 transportam, significativamente mais frequentemente pelo menos um alelo CTLA4 Ala17. Os achados genéticos podem reflectir diferenças entre a tiróide e a célula B ou auto-imunidade adrenal: enquanto que a doença de Graves e a tiroidite de Hoshimoto mostram uma associação mais forte com o alelo CTLA-4 Ala17. O papel deste marcador parece ser mais fraco no IDDM e AD. Isto pode estar relacionado com os conceitos actuais da patogénese imunológica.

CAPÍTULO 2

2 METODOLOGIA

2.1 ESTUDO DO GENÓTIPO

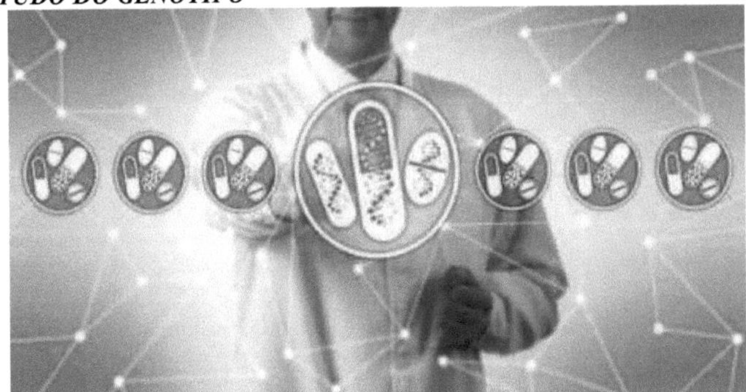

a.   Preparação de ADN genómico

b.   Electroforese em gel de agarose

c.   Reacção em cadeia da polimerase (PCR)

d.   Polimorfismo do comprimento do fragmento de restrição (RFLP)

e.   Cálculo da frequência alélica

f.   Análise estatística

f. <u>Genomic DNA Preparation:</u> (Sambrooke *et al.*, 2001) Reagentes Necessários:

❖ Fosfato salino tamponado (PBS) (ver apêndice).

❖ Tampão de lise de glóbulos vermelhos (ver apêndice).

❖ Tampão de lise celular (ver apêndice).

❖ Acetato de amónio (ver apêndice).

❖ Álcool Iso Propílico

❖ 70% etanol

❖ Tampão TE (ver anexo).

Procedimento:

1.   1 ml de sangue foi colhido num tubo de eppendorff utilizando micropipetteman.

2.   900pl de PBS foi-lhe adicionado e centrifugado a 3000 rpm durante 7 minutos.

3.   O sobrenadante foi descartado.

4.   900ul de tampão de lise de hemácias foi adicionado ao sedimento e misturado completamente.

5.   Esta foi centrifugada a 3000 rpm durante 7 minutos.

6.   O sobrenadante foi descartado.

7.   900pl de CLB gelado foi adicionado ao sedimento, misturado bem e 200pl de acetato de amónio foi adicionado à mistura para precipitar a proteína.

8.   O sobrenadante foi tomado num tubo de eppendorff contendo 900pl de Isoproponal.

9.   O tubo foi invertido até que o ADN fosse precipitado.

10.   Este precipitado foi separado por centrifugação a 2500 rpm durante 5 minutos.

11.   O sobrenadante foi descartado e este foi seco à temperatura ambiente durante 30 minutos.

12.   O ADN foi ressuspenso em tampão TE e foi armazenado a -20oC.

13.   O ADN isolado foi confirmado utilizando electroforese em gel de agarose a 0,7%.

g.   **<u>Análise electroforética do ADN:</u>**

O ADN isolado é confirmado através de electroforese em gel de agarose.

Reagentes necessários:

❖ Tampão Tris acetato (ver apêndice).

❖ Corante de carregamento de gel (ver apêndice).

❖ Agarose

❖ ETBR (brometo de etídeo)

Equipamentos necessários:

Tanque electroforético com bateria de energia, aparelho de documentação em gel

Procedimento:

1.   0,7% de gel de agarose é preparado com brometo de etídeo

2.   20pl de amostras de ADN são carregadas nos poços

3.   O gel é autorizado a funcionar durante 1hr a 60v como voltagem de pulso.

4.   Quando o corante azul de bromofenol atinge três quartos do comprimento do gel, a energia é desligada.

5.   As bandas de ADN são observadas utilizando aparelhos de documentação em gel e fotografadas.

h.   **Reacção em cadeia da polimerase (PCR)**

  Kouki *et.al.*, (2000), (Kinjo *et.al.*, 2002).

Amplificação de ADN isolado utilizando os seguintes Primers 5'
GCTCTACTTCCTCCTGAAGACCT-3 '(Forward) e 5".

AGTCTCACTCACCTTTGCAG - 5' (Reverso). A PCR foi realizada usando DNA genómico (0,2pg), Taq polimerase (1U), 10 pmol de cada primário, e dNTPs (200pM) e condições de PCR foram, desnaturação inicial a 94° C durante 5 min. Recozimento a 57° C para 45s, extensão para 30s a 72° C desnaturação a 94° C para 30s (30 ciclo). Extensão final durante 7 min. a 72° C.

Primers e condições de PCR podem ser usados como a nossa mutação genética de interesse (os primers variam de posição para posição)

PCR mixture (25 µl reaction mix):

D.H₂O	=	6 µl
dNTP's mix	=	2.25 µl
Reaction buffer with Mgcl2	=	2.5 µl
Forward primer	=	0.75 µl
Reverse primer	=	0.75 µl
Taq polymerase	=	0.75 µl
Template	=	12 µl

PCR condition used:

Initial denaturation	=	$94°C$ / 7 min	
Annealing	=	$55.5°C$ / 40 sec	
Extension	=	$72°C$ / 30 sec	35 cycles
Denaturation	=	$94°C$ / 1 min	
Final extension	=	$72°C$ / 10 min	

O produto PCR estava em conformidade com 1,8 % de electroforese em gel de Agarose. O produto de PCR amplificado foi submetido a análise RFLP.

i. **<u>Polimorfismo de Comprimento do Fragmento de Restrição (RFLP)</u>**

Produto amplificado é digerido com enzima de restrição *BbVI (Bacillus brevis)* (Vanderput *et.al .,1998) (* Kinjo *et.al.2003)*

Recognition Site: 5'...GCAGC(N)₈▼...3'
3'...CGTCG(N)₁₂...5'

(Bednarczuk *et.al.,* 2003) 2.5 pl produto amplificado por PCR digerido com 10ul de o.5U Bbv1 e incubado durante 1 h a $50°$ C. A enzima corta a sequência se um G estivesse presente na posição 49. Isto foi confirmado usando 2% de gel de Agarose.

A enzima de restrição varia com base no local de restrição.

j. **Cálculo da frequência alélica:**

Lewis. et.al., (1997) A frequência alélica foi calculada utilizando Hardy-Weinberg
Equilibrium. Em 1908, um matemático, H.H. Hardy e um médico interessado em
genética W. Weinberg propuseram independentemente que as frequências fenotípicas e
genotípicas na reprodução sexual, organismos diplóides pudessem ser determinadas
através da aplicação de uma simples expressão algébrica.

$$p + q = 1$$

p = frequência do alelo dominante

q = frequência do alelo recessivo

Ajuda a seguir a frequência de dois alelos de um determinado gene de uma geração para a
seguinte. Este exercício demonstra que os princípios mendelianos familiares estão
subjacentes a cálculos genéticos da população. Mostra também como e porquê os traços
dominantes não se apoderam de uma população, como se poderia ver logicamente.

Algebraic Expression	What it means
$P + q = 1$	All dominant allele plus all recessive alleles add up to all alleles for a particular gene in a population.
$P^2 + 2pq + q^2 = 1$	For a particular gene, all homozygous dominant individuals (p2) plus all heterozygotes (2pq) plus all homozygous recessives (q2) and add up to all of the individuals in the population.

3 RESULTADOS

CONFIRMAÇÃO DO ADN GENÓMICO UTILIZANDO A IDADE

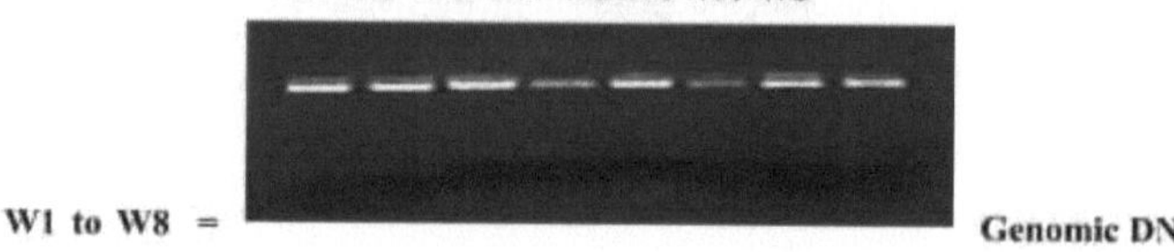

W1 to W8 =   Genomic DNA

CONFIRMAÇÃO DO ADN GENÓMICO DE AMPLIFICAÇÃO PCR

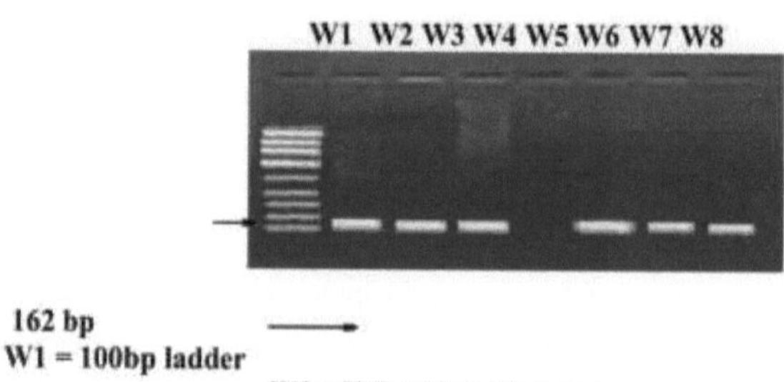

162 bp
W1 = 100bp ladder

W2 – W5 = Control group
W6 – W8 = GD patients

CONFIRMAÇÃO DA DIGESTÃO DE RESTRIÇÃO DO PRODUTO PCR AMPLIADO

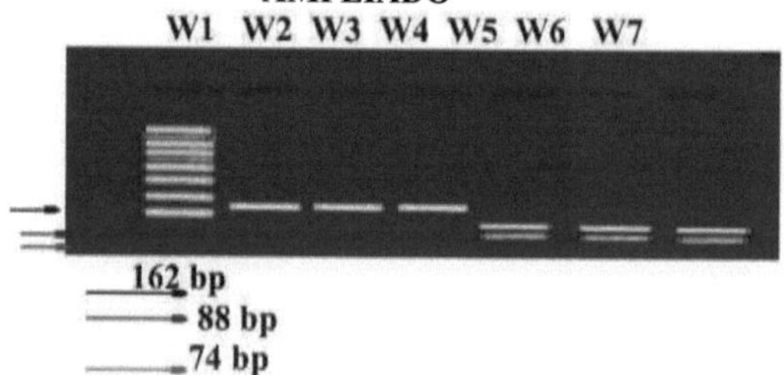

W1 = escada de 100bp
W2 - W4 = Normal (A/A)
W5 - W7 = pacientes GD (G/G)

CAPÍTULO 4

4 DISCUSSÃO

A glândula tiróide preocupa-se com o crescimento e desenvolvimento normais e é responsável pela regulação da temperatura, metabolismo, produção de energia e inteligência, tanto em crianças como em adultos. A tiróide é uma glândula em forma de borboleta composta por 2 lóbulos encapsulados, localizada de cada lado da traqueia, e logo abaixo da cartilagem do cricóide **(Guyton. 1991).** Está ligada por um istmo fino e é composta por folículos esféricos da tiróide, que contêm a forma coloidal da hormona. T3 e T4 são hormonas activas segregadas sob o controlo da TSH. T3 é 3-4 vezes mais potente do que T4, com base no nível de secreção hormonal que leva ao estado hipo ou hipertiróide. Perda de peso repentina, Batimento cardíaco rápido (Taquicardia) - mais de 100 batimentos por minuto (batimento cardíaco irregular - arritmia, ou batimento cardíaco acelerado - palpitações, Nervosismo, Ansiedade ou ataques de ansiedade, irritabilidade, Tremor, Suor, Alterações nos padrões menstruais, Aumento da sensibilidade ao calor, Alterações nos padrões intestinais, Formação de bócio, Fraqueza muscular de fadiga, Dificuldade em dormir estes são os sintomas que se verificam nos doentes com GD **(Besser *et.al.*, 1994).**

Com base no genótipo e na frequência dos alelos, relataram a relação entre o genótipo CTLA-4 e a gravidade da disfunção da tiróide no momento do diagnóstico. As concentrações livres de T4 foram mais elevadas em doentes com genótipo GG e mais baixas em doentes com genótipo AA. Os doentes de Graves têm mais alelos G do que os controlos **(Bednarczuk *et.al.*, 2003).** E também a pesquisa de **Kinjo *et.al*, (2002)** encontrou, neste caso, um aumento do nível de TRAb, o que leva ao hipertiroidismo da condição e ao aumento do nível de T3 e T4.

O ADN foi confirmado usando electroforese em gel de Agarose (0,7 por cento). Isto permite uma fácil visualização dos padrões de bandas de ADN. Após análise do ADN, o ADN genómico foi submetido a PCR e foram obtidos fragmentos de 162 bp. O produto amplificado de PCR é digerido com a enzima **Bbv1.** A enzima de restrição actua sobre a variação G, mas não sobre a variação A. Se um alelo G estava na posição 49, 88bp e 74bp, foram obtidos dois fragmentos. Os produtos PCR foram detectados por electroforese de gel de agarose a 2%.

O polimorfismo A/G na posição 49 na exon 1 do gene CTLA-4 entre a população Madurai com hipertiroidismo de Graves revelou o seguinte, as frequências do genótipo GG e do alelo G eram significativamente mais elevadas nos pacientes. Este estudo demonstrou que o GD tinha frequências mais altas do alelo G (genótipo GG) e frequências mais baixas (ou ausência) do alelo A (genótipo AA) do que o controlo. A susceptibilidade ao GD tem componentes genéticos significativos. Os polimorfismos do gene CTLA-4 foram relatados como estando associados ao GD. A molécula CTLA-4 é um membro da família da molécula de superfície celular como CD28, que se liga a B7. O complexo CTLA-4/B7 completa-se com o complexo CD28/B7 e fornece sinais negativos às células T, o que afecta a expansão das células T, a produção de citocinas, e as respostas imunitárias, como evidenciado por **Park *et.al.*, 2000 (Coreanos); Yanagawa *et al.*, 1997 (Japoneses) e Yanagawa *et al.*, 1995 (Caucasianos).** . No entanto, não sabemos como os polimorfismos do gene CTLA-4 podem contribuir para o desenvolvimento do hipertiroidismo dos túmulos.

Três locais de polimorfismo (polimorfismo A/G no exon 1 C/T polimorfismo no promotor, e repetição do micro satélite na região 3'-untranslated do exon 4) no gene CTLA-4 foram relatados como estando associados a perturbações endócrinas auto-imunes. **kinjo *et.al.(2000')*** relataram a relação entre o tipo de gene CTLA-4 e a gravidade da disfunção da tiróide. No diagnóstico, as concentrações livres de T4 mostraram ser mais elevadas em doentes com o genótipo GG e mais baixas em doentes com o genótipo AA. Os doentes com o genótipo GD têm mais alelo G do que controlo, sugerindo que o genótipo CTLA-4 GG poderia induzir uma regulação para baixo da activação das células T. Se a função do CTLA-4 com os alelos G na posição 49 no exon 1 fosse prejudicada, a função CTLA-4 poderia ter dificuldade em conseguir a remissão.

Bednarczuk *et.al.*, 2003 analisaram a associação do polimorfismo CTLA-4 A49G com a doença de Graves I na população caucasiana e japonesa. Em conclusão dos seus resultados indica que, o alelo CTLA-4 G e o genótipo G/G conferem susceptibilidade genética ao GD na população caucasiana e japonesa.

5 REFERÊNCIAS

1.	Andrade VA, Gross JL e Maia AL., (2001) The effect of methimazole prereatment on the efficacy of radioactive iodine therapy in Graves' hyperthyroidism: one-year follow-up of a prospective randomized study. *J Clin Endocrinol Metab.* **86**:3488-93.

2.	Bednarczuk T, Hiromatsu Y, Fukutani T, Jazdzewski K, Miskiewicz P, Osikowska M e Nauman J., (2003) Association of cytotoxic T-lymphocyte- antigen-4 (CTLA-4) gene polimorfismo e factores não genéticos com oftalmofatia de Graves nas populações europeias e japonesas, European *J.of Endocrin.* **148**:13-18.

3.	Benvenga S, Ruggeri RM, Russo A, Lapa D, Campenni A e Trimarchi F., (2001) Usefulness of L-carnitine, um antagonista periférico natural da acção da hormona tiróide, no hipertiroidismo iatrogénico: um ensaio clínico aleatório, duplo-cego, controlado por placebo. *J Clin Endocrinol Metab.* **86**:3579-94.

4.	Besser GM e Thorner MO., (1998) Clinical endocrinology. 2ª ed., (1998) Londres: Mosby-Wolfe,

5.	Burggraaf J, Lalezari S, Emeis JJ, Vischer UM, de Meyer PH e Pijl H, et al., (2001). Função endotelial em doentes com hipertiroidismo antes e depois do tratamento com propranolol e thiamazole. *Tiróide.* **11**:153-60.

6.	Cooper DS., (2005) Medicamentos anti-tiróides. *N Engl J Med.* **352**:905-17.

7.	Dale J, Daykin J, Holder R, Sheppard MC e Franklyn JA., (2001) Weight gain following treatment of hyperthyroidism. *Clin Endocrinol (Oxf).* **55**:233-9.

8.	Darras VM, Geyten SV e Kuhn ER., (2000) Thyroid hormone metabolism in poultry. *Biotecnol. Agron. Soc. Environ.* **4**(1): 13-20.

9.	Dayan CM e Daniels GH., (1996) Tiroidite autoimune crónica. *N Engl J Med.*

335:99-107.

10.   Donner H, Rau H, Walfish PG, Braun J, Siegmund T, Finke R, Herwig J, Usadel KH, Badenhoop K., (1997) CTLA-4 alanine-17 confere susceptibilidade genética à doença de Graves e à diabetes mellitus ype 1. *J Clin Endocrinol Metab.* **82**(12): 1430-4132.

11.   Franklyn JA, Maisonneuve P, Sheppard MC, Betteridge J e Boyle P (1998) Mortality after the treatment of hyperthyroidism with radioactive iodine. *N Engl J Med.* **338**:712-8.

12.   Guyton, (1991) *Text book of medical physiology,* 1091 - 95.

13.   Heward JM, Allahabadia A, Armitage M, Hattersley A, Dodson PM, Macleod K, Carr-Smith J, Daykin J, Daly A, Sheppard MC, Holder RL, Bernett AH, Franklyn JA e Gough SC., (1999) The development of Graves' disease and the CTLA-4 gene on chromosome 2q33. *J Clin Endocrinol Metab.* 84:2398-2401.

14.   Kinjo Y, Takasu N, Komiya I, Tomoyose T, Takara M, Kouki T, Shimajiri Y, Yabiku K e Yoshimura H., (2002) Remission of Graves' hyperthyroidism and A/G polymorphism at position 49 in Exon 1 of Cytotoxicity T lymphocytes- molecules-4 gene associado. *O impacto do genoma humano Endocri*. 8150-8308.

15.   Kinjo Y, Takasu N, Komiya I, Tomoyose T, Takara M, Kouki T, Shimajiri Y, Yabiku K, e Yoshimura H., (2002) Remission of Graves' hyperthyroidism and A/G polymorphism at position 49 in exon 1 of Cytotoxic T- lymphocyte-associated molecule-4 gene. *J da clin Endocri e Metab*. **87**(6): 2593-2596.

16.   Kotsa K, Watson P e Weetman AP., (1997) Um polimorfismo do gene CTLA-4 está associado tanto à doença de Graves como à tiroi8dite de Hoshimoto. *Clin Endocrinol (Oxf)*. **46**:551-554.

17.	Kouki T, Sawai Y, Gardine C.A, Fisfalen M-E, Alegre M-L e Degroot L.J., (2000) O polimorfismo do gene CTLA-4 na Posição 49 no Exon 1 reduz a função inibitória do CTLA-4 e contribui para os agentes patogénicos de Graves, doença. *O J de Immun.* **165**:6606-6611.

18.	Linsley PS, Greene JL, Tan P, Bradshaw J, Ledbetter JA, Anasetti C e Damle NK., (1992) Coexpressão e cooperação funcional de CTLA-4 e CD28 sobre linfócitos T activados. *J Exp Med.* **11**:294.

19.	Mayo. (2006) Hyperthyroid diagnosis and treatment Mayo foundation for medical research (1998- 2006). MayoClinic.com.

20.	Mengel MB e Schwiebert LP., (2001) Ambulatory medicine: the primary care of families. 3d ed. Nova Iorque: Lange Medical Books/McGraw Hill.

21.	O'Reilly DJ, Robert A Cowan e Allan Gaw., (2005) Interpreting thyroid function tests www.studentbmj.com/back issues/1295/thyroid.htm.,.

22.	Park YJ, Chung HK, Park DJ, Kim WB, Kim SW, Koh JJ e Cho BY., ( ) Polimorfismo no promotor e exon 1 do gene linfócito T citotóxico antigénio-4 associado à doença auto-imune da tiróide em coreanos. *Tiróide.* **10**:453 -459.

23.	Peeters RP, M van der Deure W e Visser TJ., (2006) Genetic variation in thyroid pathway genes; polymorphisms in the TSH receptor and the iodothyronine deiodinase, *J de Endocrinol.* **155**(5):655-662.

24.	Rodriguez S, Quinn FB, Matthew W e Ryan W., (2003) Benign thyroid disease. *J Pathol.* 33-34.

25.	Roti E e Emerson CH (1992) Clinical review 29: postpartum thyroiditis. *J Clin Endocrinol Metab.* **74**:3-5.

26.	Sears DW & UCSB estudante (1998) Natasha Marston

20 de Março, **tutor.lscf.ucsb.edu/.../figure20-04.htm**.

27.   Slatosky J, Shipton B e Wahba H., (2000) Thyroiditis: Diagnóstico e Gestão Diferencial, *Am Fam Physician.* **61**:1047-52,1054.

28.   Tajiri J, Noguchi S, Murakami T e Murakami N., (1990) Agranulocitose induzida por fármacos anti-tiróides. A utilidade da monitorização de rotina da contagem de glóbulos brancos.
Arco Estagiário Med. **150**:621-4.

29.   Tene C, Zarate A, Basurto L, Islas S, Revilla C e Ochoa R, et al., (2001) Correction of insulin resistance in methimazole-treated patients with Graves disease.
Rev Invest Clin. **53**:531-5.

30.   Torring O, Tallstedt L, Wallin G, Lundell G, Ljunggren JG e Taube A, et al., (1996) Graves' hyperthyroidism: tratamento com medicamentos antitiróides, cirurgia, ou radioiodo - um estudo prospectivo, aleatório. *J Clin Endocrinol Metab* **81**:2986-93.

31.   Vaidya B, Imrie H e Perros P *et.al.,* (1999) O antigénio citotóxico T-lymphocyte -4 é um importante locus da doença de Graves. *Hum Mol Genet.* **8:**1195-99.

32.   Vaidya B, Pearce S.H.S, Charlton S, Marshall N, Rowan A.D, Griffiths I.D, Kendall-Taylor P, Cawston T.E e Young-Min S., (2002) Uma associação entre o polimorfismo CTLA-4 exon 1 e a artrite reumatóide precoce com endocrinopatias auto-imunes. *Reumatologia.* **41**:180-183. :

33.   Wang P-W, Liu R-T, Jou S-H.H, Wang S-T, Hu Y-H, Hsieh C-J, Chen M-C, Chen I-Y e Wu C-L., (2004) Cytotoxic T lymphocyte associated molecule - 4 ploymophism and recapse of Graves' hypethyroidism after Antityroid withdrawal. *J Clin Endocrinol Metab.* **89**(1): 169-173.

34.   Wing DA, Millar LK, Koonings PP, Monotoro MN e Mestman JH., (1997) A

Comparision of porpylthiouracil and methimazole in the treatment of hyperthyroidism. *J Clin Endocrinol Metab.* **82**:3633-3663.

35.   Yanagawa T, Hidaka Y, Guimaraes V, Soliman M e DeGroot LJ., (1995) CTLA-4 gene polimorfismo associado à doença de Graves numa população caucasiana. *J Clin Endocrinol Meta.* . **80**:41-45.

36.   Yanagawa T, Taniyama M, Enomoto S, Gomi K, Maruyama H, Ban Y e Saruta T., (1997) O polimorfismo do gene CTLA-4 confere susceptibilidade à doença de Graves em japonês. *Tiróide.* **7**:843-846.

6 ANEXO APPÊNDICES

❖ **Fosfato salino tamponado (PBS)**

100ml deste tampão é preparado misturando 0,8g NaCl, 0,2 Kcl, 0,115 g Na2HPO4 e 0,024 g KH2PO4, Ajustar o pH a 7,4 com HCl concentrado.

❖ **Tampão de lise de glóbulos vermelhos (RCLB)**

1,7 g de 1 M NH3Cl foi dissolvido em 20 ml de água destilada e 0,1g de NaHCO3 1M foi dissolvido em 2 ml de H2O destilado. A concentração final é feita em 100 ml com H2O destilado.

❖ **Tampão de lise celular (CLB)**

6,05 gm de tris 1M é dissolvido em 50ml de H2O destilado e o pH ajustado para 8,5. 3,72 g de 0,5 M EDTA é dissolvido em 20 ml de H2O destilado e o pH é fixado em 8. 1 grama de SDS a 10% é dissolvido em 10 ml de H2O destilado. Perfazer o volume final a 100 ml com H2O destilado.

❖ **Acetato de amónio**

O acetato de amónio 19,21 gramas de acetato de amónio é dissolvido em 50 ml de H2O destilado.

❖ **Tampão TE**

Tampão TE 1,2114 g de Tris e 0,018 grama de EDTA é dissolvido em 50 ml de H2O Destilado.

❖ **Tampão TBE:**

5x tampão é preparado misturando 5,4 gramas de Tris, 2,75 g de ácido bórico e d2 ml de 0,5 M EDTA (pH 8,0) em 100 ml de H2O destilado estéril. e é diluído a 1x e utilizado para a experiência.

❖ **Corante de carregamento de gel**

0,25% azul de bromophenoll, 30% de glicerol é misturado para preparar o corante de carga.

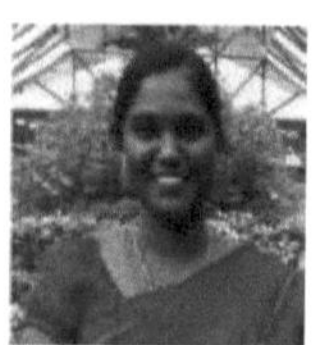

Dr. P. VEERAMUTHUMARI

Professora assistente de Zoologia, V. V.Vanniaperumal College for Women,

Virudhunagar -626 001 Tamil Nadu, Índia.

Identificação de correio: veeramuthumari@vvvcollege.org; muthusdream@gmail.com

Dr. P. Veeramuthumari, M.Sc., M.Phil., B.Ed., PGDCA., CSIR - NET., SET., Ph.D., trabalhando como professor assistente de Zoologia, V. Vanniaperumal College for Women, Virudhunagar, Tamil Nadu, Índia. Completei o meu M.Sc., M.Phil., Ph.D., no Colégio Lady Doak, Madurai, Tamil Nadu, Índia. Participei activamente e servi como membro organizador em vários workshops/seminários intitulados Apicultura, Cultivo de Cogumelos, Produtos Artesanais de Casulos Cortados de Bicho de Seda, Apicultura, e Vermicultura e mãos à obra - Workshop sobre "Habilidade Empreendedora" organizado pelo nosso Departamento de Zoologia. Tenho também experiência e formação em todos os aspectos sobre técnicas biomédicas como a Cadeia de Polimerase (PCR), Enzyme-linked immunosorbent assay (ELISA) e outras técnicas de diagnóstico molecular e imunológico. Publiquei mais de 15 artigos de investigação em Revistas Nacionais e Internacionais, aprovadas pela UGC e pela Web of Science Journal e 25 artigos apresentados e publicados em anais de Conferências Nacionais/Internacionais organizadas pelas várias Faculdades e Universidades. Capítulos publicados no Livro intitulado Chronic Kidney Disease - from Pathophysiology to Clinical Improvements, Croatia, InTech Publisher e New Horizons in Medicine and Medical Research, B P International Publisher. Completado o Projecto de Investigação Menor da UGC intitulado "An Assessment of trace elements, minerals and thyroid hormones from tunicates in Tuticorin coastal area". Recebi o prémio Dr. A.R. SETCHI (Prémio em dinheiro) pela melhor apresentação de cartazes da Sociedade Endócrina na Universidade Médica de Sri Venkateshwara, Thirupathi, BEST ORAL PRESENTATION AWARD - *"Insilico* analysis of the impact of SNPs/ SNP haplotypes on protein structure and function in Autosomal dominant polycystic kidney disease" do Departamento de Zoologia e Botânica, Arumugam Pillai Seethai Ammal College, Thirupathur, STAR PERFORMER AWARD da V. V.Vannieprumal College for Women, Virudhunagar e Certificado de Excelência em Revisão pelo Asian Journal of Biology, EUA. (SCIENCEDOMAIN).
Revisor no NCERT MOOCs, Asian Journal of Medicine and Health, Journal of Pharmaceutical Research International, Cardiology and Angiology: Um Jornal Internacional, Asian Journal of Research and Reports in Gastroenterology e Asian Journal of Research in Cardiovascular Diseases. Estou a servir como perito externo em matéria de Conselho de Estudos e Teoria/exames práticos no St. Mary's College, Thoothukudi, Lady Doak College, Madurai, Fatima College, Madurai, The Madura College, Madurai e CEOA Faculdade de Artes, Kariyapatti.

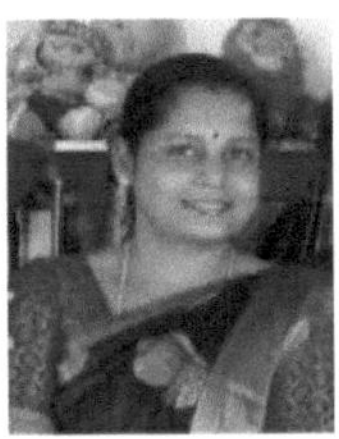

Dr. **Subramanian Anjanapriya**

Autor correspondente

Professor assistente no Departamento de Microbiologia

PKN College of Arts and Science

Madurai,

Tamil Nadu, Índia

Email: priyanivash1@gmail.com

Homepage/ Orchid Id: https://orcid.org/0000-0002-3465-6628

Sou o Dr. **Subramanian Anjanapriya** a trabalhar como Professor Assistente no Departamento de Microbiologia no PKN College of Arts and Science em Madurai, Tamil Nadu, Índia. A minha área de interesse em Investigação é Bioremediação, Gestão de resíduos sólidos municipais, Triagem de bactérias resistentes aos metais e Experiência com o cultivo de microalgas -Farm a produtos. Sou o membro científico das obras Green Bubble Algal, Bangalore

Publicou 13 artigos de investigação em revistas revistas internacionais revistas pelos pares. Participou em 10 conferências nacionais e internacionais conduzidas por vários colégios e universidades e fez também muitas apresentações. Livro publicado com o título "A Critical Bibliographic Review on Paracetamol & Ibuprofen" e capítulo publicado em livro intitulado "Crise Ambiental e Desenvolvimento Sustentável": Uma Perspectiva Educativa". Participou e foi convidado a proferir uma palestra sobre "Programa de Desenvolvimento da Faculdade em três Semanas sobre Inovações na Investigação em Ciências Biológicas e Físicas" e deu uma palestra sobre "Crise de Poluição Farmacêutica no Mundo": A Menace to the Ecosystem". Foi editor da "InternationalJournal of Biology Research". e revisor da "Journal of Tropical Life Science" da Scopus.

Isolei nove bactérias resistentes ao metal e submeti-as no NCBI Gen bank.

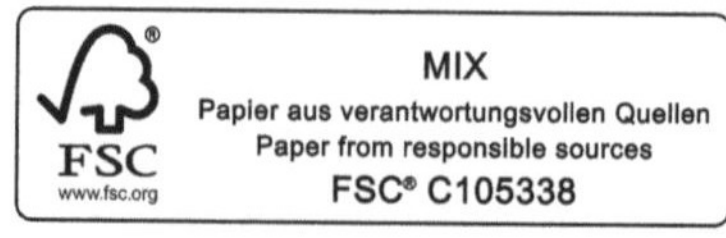

Printed by Books on Demand GmbH, Norderstedt / Germany